DE

L'HYSTÉRIE ALCOOLIQUE

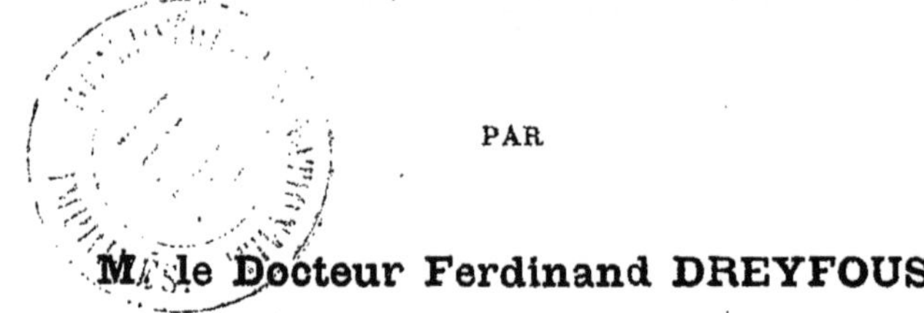

PAR

M. le Docteur Ferdinand DREYFOUS

Ancien interne lauréat des hôpitaux
Ancien chef de clinique adjoint de la Faculté de médecine.

PARIS

ADRIEN DELAHAYE ET ÉMILE LECROSNIER, ÉDITEURS

PLACE DE L'ÉCOLE-DE-MÉDECINE

—

1888

DE

L'HYSTÉRIE ALCOOLIQUE

PAR

M. le Docteur Ferdinand DREYFOUS

Ancien interne lauréat des hôpitaux

Ancien chef de clinique adjoint de la Faculté de médecine.

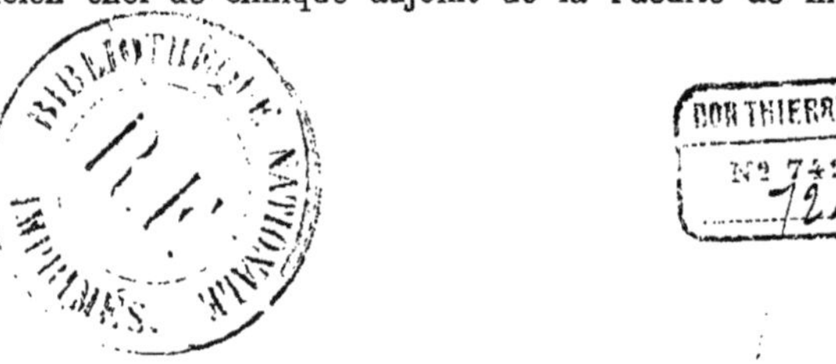

PARIS

ADRIEN DELAHAYE ET ÉMILE LECROSNIER, ÉDITEURS

PLACE DE L'ÉCOLE-DE-MÉDECINE

—

1888

DU MÊME AUTEUR

Contribution à l'étude de l'herpès. (Gazette hebdomadaire de médecine et de chirurgie, 1876.)

Des exanthèmes belladonés. (Bulletin de la Société clinique et France médicale, 1877.)

Accidents hystériformes chez un jeune homme de 26 ans. Attaques spontanées; attaques provoquées par les inhalations d'éther ou de chloroforme; arrêt des attaques par la compression du testicule gauche; hémianesthésie gauche. (Comptes rendus de la Société de biologie, 1877, et Gazette médicale de Paris, 1878.)

Essai sur les symptômes protubérantiels de la méningite tuberculeuse. (Thèse inaugurale. A. Delahaye, 1879.)

Contribution à l'étude de l'anurie et de l'urémie. En collaboration avec M. Debove. (Communication faite à la Société médicale des hôpitaux, 1879.)

Des névralgies saturnines. (Bulletin de la Société clinique, 1881.)

Contribution à l'étude de l'aphasie. En collaboration avec M. Raymond. (Archives de neurologie, 1882.)

Des névralgies chez les tuberculeux. (Bulletin de la Société clinique, 1883.)

Pathogénie et accidents nerveux du diabète sucré. (Thèse d'agrégation. A. Delahaye, 1883.)

De la méningite chronique chez les enfants. Ses rapports avec la syphilis héréditaire tardive. (Revue mensuelle des maladies de l'enfance, 1883.)

Fièvre typhoïde (traitement). *Nouveau Dictionnaire de médecine et de chirurgie pratiques,* 1884.)

Deux cas d'intoxication chez des enfants nouveau-nés à la suite de pansements phéniqués. (Bulletins de la Société clinique, 1885.)

De la pseudo-paralysie syphilitique. (Revue de médecine, 1885.)

Quatre observations de thrombose de la veine mésaraïque supérieure. (Bulletin de la Société anatomique, 1885.)

De l'exagération du réflexe rotulien chez les glycosuriques. (Revue de médecine, 1886.)

DE L'HYSTÉRIE ALCOOLIQUE

Par le docteur Ferdinand **DREYFOUS**,

Ancien interne lauréat des hôpitaux, ancien chef de clinique adjoint
de la Faculté de médecine.

C'est à la Société médicale des hôpitaux, en 1886, que fut pour la première fois prononcé le mot d'*hystérie toxique*. En terminant son importante communication sur l'apoplexie hystérique, notre maître, M. Debove (1), s'exprimait ainsi : « En dehors de l'hystérie, on observe encore « l'hémianesthésie (sans lésion organique) dans les intoxications saturnine, alcoolique, mercurielle; c'est un sujet sur lequel j'ai déjà attiré « l'attention de la Société; j'ai fait en même temps remarquer la curabilité de ces accidents par les agents esthésiogènes. Je ne séparerai pas « ces accidents de l'hystérie, et je dirai qu'il s'agit d'une sorte d'hystérie « symptomatique, d'une *hystérie toxique*. Veuillez bien remarquer que, « quand un saturnin présente des accidents convulsifs, le mot d'épilepsie « symptomatique ne nous choque pas; il ne me répugne pas davantage de « dire qu'il s'agit d'une hystérie symptomatique lorsqu'un saturnin présente de l'hémianesthésie, *syndrome, pour nous, à peu près caractéristique de l'hystérie.* » Dès lors se trouvait créée la notion des hystéries toxiques.

C'est sous l'inspiration de M. Debove (2) qu'un de ses élèves, M. Ch. Achard (3), étudiant l'apoplexie hystérique, fait une place à part aux hystéries saturnine, mercurielle et alcoolique. Toutefois, l'hystérie alcoolique n'est qu'à peine indiquée dans son excellent travail; l'auteur n'en donne

(1) Debove : *De l'apoplexie hystérique*, Soc. méd. des hôp., 13 août 1886.

(2) Debove : Société médicale des hôpitaux, 1879.

(3) Ch. Achard : *De l'apoplexie hystérique* (thèse de Paris, 1878).

que deux observations. Toute l'attention paraît s'être concentrée sur les hystéries saturnine et mercurielle.

Tandis que les professeurs Charcot (1) et Potain (2) dans leur enseignement clinique démontrent la relation maintenant évidente entre l'hystérie et le saturnisme, et que le professeur Potain signale le premier le phénomène du transfert de la paralysie des extenseurs, M. Letulle (3) donne la première description complète de l'hystérie saturnine. En outre de l'hémianesthésie et de l'apoplexie, il rattache à cette variété d'hystérie symptomatique certaines monoplégies décrites par les auteurs, mais non classées parmi les manifestations de l'hystérie, les contractures circonscrites dont il cite deux exemples et des accès de mutisme temporaire.

Le même auteur réunit les faits connus d'hystérie mercurielle. Là, encore, on a signalé les hémianesthésies, les attaques apoplectiques, la contracture circonscrite, l'hémi-chorée posthémiplégique. Et comme dernière preuve à l'appui de sa démonstration, deux fois M. Letulle (4) a pu constater des phénomènes de transfert.

Ce qui a été fait et bien fait pour les deux intoxications mercurielle et saturnine reste à faire pour l'intoxication alcoolique. M. le professeur Charcot (5) a surtout insisté sur l'hémianesthésie alcoolique : « Je crois, dit-il, que les observations d'hémianesthésie alcoolique sont des observations d'hystérie chez les alcooliques ». Nous verrons que cette opinion soutenue par MM. Charcot (6) et Debove (7) repose aujourd'hui sur un nombre respectable de taits.

Les observations qui nous sont personnelles sont déjà anciennes; elles ont été recueillies il y a dix ans à l'Hôtel-Dieu ou à l'asile Sainte-Anne, à une époque où les faits d'hystérie mâle étaient acceptés avec une certaine réserve et considérés comme exceptionnels (8), et où les symptômes de l'hystérie fruste (9) étaient mal connus. Il en résulte certaines lacunes qu'on ne manquerait pas de combler aujourd'hui; tous les stigmates de

(1) Charcot : *Hémianesthésie hystérique et hémianesthésies toxiques* (*Bulletin médical*, n° 25, 1887).

(2) Potain : *Bulletin médical*, 4 septembre 1887; leçon du 7 janvier 1887.

(3) Letulle : *Saturnisme et hystérie* (*Bulletin médical*, 1887, n°s 46 et 47).

(4) Letulle : *De l'hystérie mercurielle*, Soc. méd. des hôp., 12 août 1887.

(5) Charcot : *Loc. cit.*

(6) Charcot : *Loc. cit.*

(7) Debove : *Loc. cit.*

(8) Ferd. Dreyfous : Société de biologie, 1877, et *Gazette médicale de Paris*, 1878.

(9) Debove : *Recherches sur l'hystérie fruste et la congestion pulmonaire hystérique*, 1882, Soc. méd. des hôp., p. 117.

l'hystérie n'y sont pas signalés. Mais, telles quelles, elles sont, je crois, suffisamment probantes pour qu'on puisse affirmer la nature hystérique des accidents observés.

Pour plusieurs de ces faits, je suis heureux de pouvoir m'appuyer sur la haute autorité de M. Magnan, dont je ne saurais assez reconnaître l'extrême bienveillance.

Ce qui m'avais permis de rapprocher ces quatre observations (1) (dans un mémoire présenté au concours pour les prix de l'internat, intitulé : *L'hémianesthésie dans l'épilepsie*), c'est la coïncidence chez ces quatre malades de ces deux symptômes : attaques épileptiformes et hémianesthésie.

Obs. Ire (inédite, communiquée par M. Magnan en 1877). — *Alcoolisme chronique. Absinthisme. Délire alcoolique. — Père ivrogne. — Première attaque convulsive quarante-deux jours après un incendie où il se fit plusieurs brûlures en 1870. — Deuxième attaque en juillet 1871. — Troisième en mars 1874. — Quatrième en janvier 1876. — Sixième entrée à Sainte-Anne en février 1877. — Attaques convulsives. — Hémianesthésie cutanée et sensorielle. — Hémiplégie motrice incomplète. — Amélioration par les courants continus.* — Hier... (Paul), 42 ans, jardinier, ancien militaire, entre le 7 février 1877 pour la sixième fois. Né d'un père ivrogne, il fut lui-même toujours bien portant jusqu'en 1855. De 1855 à 1869, il fut militaire. Comme tel, il alla en Algérie; il y prit l'habitude de boire de l'eau-de-vie et de l'absinthe, et eut à cette époque un accès de délire alcoolique. Libéré du service en 1869, il continua à faire des excès de boissons. En 1870, à un incendie, il veut sauver une femme des flammes, et se fait plusieurs brûlures; quarante-deux jours après cet accident, il fut pris brusquement d'une attaque épileptique. Au début, il eut jusqu'à quinze attaques dans une seule journée. Ces attaques disparurent à la fin de 1870, après un traitement dans les asiles. Il reprit du service pendant la guerre, y fut sobre, et n'eut que quatre ou cinq attaques dans ce laps de temps.

Le 5 juillet 1871, il entre pour la deuxième fois à l'asile Sainte-Anne, à la suite d'attaques épileptiques sur la voie publique. Il est délirant double, c'est-à-dire qu'il a du délire après l'attaque et du délire alcoolique.

22 mars 1874 (troisième entrée). — Délire alcoolique, hallucinations; il sent des bêtes qui lui mordent la peau, etc. En même temps, il avait eu des attaques d'épilepsie suivies de délire.

11 janvier 1876 (quatrième entrée). — Attaques fréquentes; il est ramassé dans la rue ayant des convulsions. A l'asile, il a encore des attaques suivies d'un double délire; il raconte le délire alcoolique et ne peut pas raconter l'autre.

(1) En raison de l'époque déjà éloignée où ces malades ont été observés par moi, j'ai dû m'assurer que leur histoire n'avait pas encore été publiée dans d'autres mémoires. J'ai comparé mes observations avec celles des différents auteurs, et j'ai pu me convaincre, en comparant les initiales, les prénoms, l'âge, les antécédents, que les quatre observations que je donne comme personnelles sont bien inédites.

11 mars 1876 (cinquième entrée). — Mêmes phénomènes morbides.

7 février 1877 (sixième entrée à Sainte-Anne pour des attaques épileptiques). — A la suite de plusieurs attaques, il eut du délire ambitieux, se croyait le comte de Chambord, et de cela il n'a pas le moindre souvenir. A l'asile, il a des hallucinations, voit des chats, des rats; il se souvient de toutes ces visions. Il a une attaque le 8, une le 9, une le 23 février. Les urines ne contiennent *ni sucre, ni albumine.*

Description de l'attaque. — Un peu de pâleur au début; il pousse un cri et tombe à terre. Les bras sont roides; la main droite se place dans la gauche. Puis viennent les convulsions cloniques : les bras et les jambes sont écartés; les pouces fortement fléchis dans la main. Tout le corps s'incline du côté droit, et tombe à droite; la bouche est entr'ouverte; la face grimaçante. L'œil droit regarde en haut et en dehors; le gauche, en haut et en dedans (mais il a un strabisme interne congénital de l'œil gauche). Les pupilles ne se dilatent pas. La face est ensuite cyanosée; une écume sanguinolente sort de la bouche. Puis il reste dans l'hébétude, le stertor. Son regard est fixe; il a des hallucinations, pousse des cris. Tous les accès sont pareils; quelquefois il se mord la langue, ou bien il urine plus fréquemment après qu'avant l'attaque. L'aura n'est pas constante; quand elle existe, ce sont des lueurs rouges ou jaunes qui lui passent devant les yeux.

Depuis trois ans a paru un nouveau phénomène : l'*hémianesthésie gauche.*

A l'heure où nous l'observons, elle s'accompagne d'hémiplégie survenue sans ictus et qui aujourd'hui est incomplète, tandis que l'hémianesthésie persiste, complète, avec troubles sensoriels.

En effet, de l'*œil* gauche la vision est presque abolie; il distingue bien les couleurs à droite, et point du tout à gauche.

L'*oreille* gauche entend les battements d'une montre à 8 centimètres; l'oreille droite les entend à 70 centimètres de distance.

L'*odorat* est nul pour la narine gauche; de même pour le *goût.*

La sensibilité générale, sous toutes ses formes, est abolie à gauche et reparaît à droite.

A l'ophthalmoscope, l'examen de l'œil gauche est absolument négatif.

Motilité. — Elle est intéressée aussi dans une certaine mesure. Au dynamomètre, la main droite arrive à la 30e division, la gauche à la 16e. Le malade saute moins bien sur le pied gauche.

D'après les renseignements, la faiblesse musculaire paraît postérieure à la perte absolue de la sensibilité à gauche.

Traitement par les courants continus.

Le 7 mars 1877, on fait usage d'un appareil Trouvé à 7 éléments; le pôle négatif était appliqué sur le bras. Au bout de dix minutes, la sensibilité revient en ce point; la peau y devient rouge.

Puis on a applique 50 éléments de l'appareil et, *au bout d'une minute, la sensibilité revient* dans tout le côté gauche. La sensibilité spéciale s'est améliorée aussi : l'œil gauche distingue un morceau de drap rouge sur un fond de drap noir (ce qu'il ne pouvait faire auparavant).

17 mars. — L'anesthésie était revenue; on applique les électrodes d'une pile à 10 éléments. Au bout d'un quart d'heure, il y a de la rougeur et une vive douleur au point d'application du balai électrique. Dix minutes après, il y a *retour complet de la sensibilité*, et même *hyperesthésie*. De l'autre côté, la sensibilité est normale.

A gauche, la sensibilité spéciale elle-même est améliorée par le traitement. Le malade lit les caractères de 3 millimètres; le goût, l'odorat sont revenus complètement, l'ouïe d'une façon encore incomplète.

L'amélioration par les courants se maintient pendant quelque temps. L'hémiplégie elle-même s'est amendée. Au dynamomètre, la main gauche donne 40, puis 43; la droite, 45. Il y a donc presque égalité.

15 avril. — Après plusieurs séances d'électrisation, le malade sent la douleur; il reconnaît la température des corps, mais moins qu'à droite. Il distingue les deux piqûres du compas à 5 centimètres de distance et une seule à 4 centimètres, et cela des deux côtés du corps. Il reconnaît les couleurs, les odeurs, les saveurs.

Et cependant Hier... ne sent pas un courant à 5 éléments. Le courant à 10 éléments produit une vive douleur; on est obligé d'en suspendre l'application.

Quelques jours après, il eut une attaque convulsive.

Obs. II (personnelle). — *Alcoolisme. — Mère morte de tuberculose. — Un frère et une sœur phthisiques. — Père ivrogne; oncle maternel sujet à « des attaques de nerfs ». — Fracture du tibia gauche il y a huit ou dix ans. — Convulsions dans l'enfance. — Incontinence nocturne. — Hémianesthésie. — Hémiplégie gauche. — Hémi-chorée. — Contracture au coude et au membre inférieur gauche. — Hystéro-épilepsie : convulsions généralisées avec soulèvement du bassin. — Le chloroforme fait cesser l'attaque.* — G... (Jules-Joseph), 21 ans, serrurier, entre le 18 juin 1877, salle Sainte-Martine, n° 34, service de M. le docteur Audhoui, suppléant M. Oulmont. G... est un garçon vigoureux qui n'a jamais été malade, qui travaillait hier encore, et qui est très étonné de se voir aujourd'hui paralysé de tout le côté gauche du corps.

Sa mère est morte de la poitrine; il a perdu un frère et une sœur qui étaient phthisiques aussi. Il ne sait pas nous dire si sa mère était nerveuse; mais *un de ses oncles* maternels a eu des « *attaques de nerfs* » qui lui revenaient tous les quinze jours environ. Son père, homme robuste, chauffeur-mécanicien à Lariboisière, fait de fréquents excès de boisson. Quant à lui, il est aussi entaché d'alcoolisme, s'enivre souvent. Le matin, à jeun, il prend un demi-setier de vin, et en tout, dans sa journée, un litre et demi; sans compter les jours de paye, où la règle est de faire un dîner en compagnie. C'est surtout l'année dernière qu'il fit de fréquentes libations; à ce moment, il alla travailler dans le Nord, où il but jusqu'à six canettes de bière par jour, à l'exclusion de toute autre boisson.

Ajoutons enfin qu'il fume beaucoup, et même mâche du tabac, habitude qu'il a contractée depuis peu.

G... ne porte aucune trace de vérole; il nie l'existence d'accidents antérieurs qui pourraient s'y rapporter; pas d'angines, ni d'alopécie antérieure.

Il y a huit à dix ans, dans une chute, il se fractura le tibia gauche (impossible de trouver aujourd'hui la trace du cal); pas d'inégalités de l'os.

Dans sa tendre enfance, il eut des *convulsions*, et il a continué à uriner au lit jusqu'à 8 ou 9 ans. En travaillant, il a de temps en temps des *absences*. Les fonctions digestives s'accomplissent régulièrement; il a cependant la pituite assez souvent le matin.

Le dimanche 16 juin, il va travailler la demi-journée comme d'habi.ude; lundi 17, il travaille toute la journée. Il quitte l'ouvrage à six heures et se met en route pour rentrer tranquillement chez lui. A six heures un quart, dit-il, il aurait perdu connaissance, et ne sait plus ce qui s'est passé jusqu'à sept heures trois quarts. Alors, il se réveille et se trouve au poste. Les agents de police l'avaient ramassé, et les renseignements qu'on avait pu obtenir devaient faire croire à une attaque d'épilepsie. Il s'était débattu, puis il était tombé dans le coma, et on lui avait jeté de l'eau sur le corps pour le réveiller.

Les jours précédents, il n'avait rien fait d'extraordinaire; mais il avait passé la journée à la forge, exposé à une très haute température et par un des temps les plus chauds de la saison. La nuit du 18 au 19 fut calme; il ne s'endormit que tard, parce qu'il a beaucoup toussé. Le mardi 19 juin, au matin, nous le trouvons dans l'état suivant :

Etat actuel. — L'intelligence, modérément développée, est conservée; il prend gaiement sa nouvelle maladie; ne se rappelle que ce qu'on lui a raconté.

Membres supérieurs. — Au membre supérieur gauche, il ne sent ni le contact, ni la piqûre, ni le froid. La motilité est aussi intéressée : la main gauche est faible; elle serre moins fort que la droite. Il y a donc : 1° hémianesthésie; 2° parésie du membre supérieur gauche; 3° contracture: roideur des muscles qui entourent l'articulation du coude gauche; 4° tremblement : la main gauche et l'avant-bras gauche sont ébranlés par un mouvement rythmique incessant de pronation et de supination alternatives *qui ressemble tout à fait au tremblement de la paralysie agitante.* Ce tremblement augmente, si on ordonne au malade de porter un objet quelconque à sa bouche; mais il persiste au repos. En marchant, le malade applique l'avant-bras et la main gauches contre le tronc, et maintient le coude dans la demi-flexion.

La main droite tremble un peu, et presque uniquement quand le malade allonge la main en écartant les doigts. Mais ce tremblement ne produit qu'un léger déplacement des doigts dans le sens vertical et n'est en rien comparable au mouvement rythmique, régulier, déplaçant en masse l'avant-bras et la main qu'on observe du côté gauche.

Membres inférieurs. — Analgésie, anesthésie du membre inférieur gauche (il ne sent ni le contact, ni la piqûre, ni le froid). *Contracture* des muscles de la cuisse et de la jambe gauches. Dès qu'on essaie de fléchir le genou ou qu'on relève la plante du pied, on produit de la douleur; pas de trépidation provoquée.

Quand le malade marche, son membre inférieur gauche traîne; le pied se roidit, frotte contre le sol qu'il ne sent pas; tout le membre est roide, le bras s'enroidit aussi; si bien que son corps est formé de deux parties distinctes : la moitié gauche est tout d'une pièce, la moitié droite est libre et se meut facilement. Toutefois, quand il fait effort pour marcher, son tremblement augmente et se transmet au membre supérieur droit et aux deux membres inférieurs.

Tronc. — La sensibilité cutanée est émoussée du côté gauche.

Face. — Pas de déviation de la commissure des lèvres ni de la langue. En revanche, la sensibilité est modifiée. Il sent bien la piqûre à gauche, mais bien moins que du côté droit; d'ailleurs, il ne sent ni le simple contact ni le froid.

La muqueuse des lèvres et de la langue est insensible du côté gauche.

Sensibilité spéciale : Goût. — Les substances sapides (sucre, coloquinte) ne sont pas perçues et reconnues sur la moitié gauche de la langue.

Vue, ouïe. — Sont diminuées du côté gauche.

Odorat. — Il n'en a jamais eu, sa mère non plus.

Etat des autres organes. — Il n'a pas eu de vomissements; son appétit est conservé. Il se plaint d'uriner un peu difficilement; urine cinq à six litres (?) par jour; pas de sucre ni d'albumine dans l'urine.

Il tousse et crache un peu; quelques râles sonores, sibilants et ronflants; rien au cœur.

20 juin. — Douleur dans l'épaule gauche.

22. — A six heures et demie, causant avec un malade, il sent quelque chose d'anormal, va se coucher et tombe dans une attaque convulsive qui dure jusqu'à sept heures trois quarts; soit pendant une heure un quart. C'est une série de petites attaques subintrantes composées chacune d'une période tonique, puis d'une période clonique, et enfin d'une période de coma bientôt interrompu par de nouvelles convulsions toniques.

La perte de connaissance et l'insensibilité sont absolues; les pupilles dilatées. Les paupières se relèvent, les muscles de l'œil portent la pupille en haut; la tête subit un mouvement de rotation qui dirige la face à droite et en haut; les joues, les lèvres, la langue simulent un mouvement de mâchonnement. Les membres supérieurs se rapprochent et s'éloignent alternativement du tronc, les avant-bras demi-fléchis, les doigts fortement pliés dans la paume de la main, le pouce dans l'adduction forcée, et imitant en un mot le mouvement de « battre le tambour ».

Ces convulsions occupent les quatre membres; mais elles sont moins marquées au membre inférieur gauche et bien plus au membre supérieur gauche. Pâle à certains moments; sa respiration s'arrête, et il devient bleuâtre quelques minutes plus tard. Le tronc se convulse, lui aussi; *le bassin se soulève;* l'abdomen se tord sur lui-même, et on est obligé de le maintenir dans son lit. A deux reprises, il semble revenir à lui : 1° de six heures cinquante à six heures cinquante-cinq, il recouvre connaissance, dit qu'il vient de dormir, demande à boire; puis les convulsions reprennent; 2° de sept heures trente à sept heures trente-cinq, il parle, mais ne sait pas ce qu'il dit; il reste comme ahuri dans son lit. Puis il retombe dans une nouvelle attaque convulsive pendant laquelle l'écume lui sort de la bouche, et il présente les mêmes symptômes que naguère. A sept heures trois quarts, il devient calme, prononce quelques paroles incohérentes, reste ahuri pendant dix minutes, puis revient à lui.

23. — La nuit, il dort bien. Le lendemain matin, il ne se rappelle rien de son accident de la veille; il est absorbé, assoupi. L'hémianesthésie et l'hémi-chorée persistent.

Le soir, nouvelle attaque.

24. — Le matin, à sept heures, nouvelle attaque.

25. — Il se plaint, depuis deux ou trois jours, d'une *douleur* occupant tout le côté droit de la tête. Elle est augmentée par la pression; tous les cheveux sont douloureux.

Soir : Pas de nouvelle attaque; il marche mieux.

26. — De sept heures quarante à huit heures vingt, nouvelle attaque terrible.

27. — Ce matin, céphalée violente toujours au même endroit.

Soir : Devient un peu triste. La démarche est celle d'un homme ivre. Il oscille à droite et à gauche, mais ne tombe pas.

28. — Douleurs violentes, battements dans la région pariétale droite; la tête lui tourne; vertiges, bourdonnements dans l'oreille droite.

29. — Il se dispute avec la religieuse; malgré cela, pas d'attaque; c'est le membre inférieur droit qui tremble aujourd'hui. A gauche persistent les *tremblements*, la *contracture* et l'*anesthésie*. Je lui enfonce toute une épingle à l'avant-bras gauche, sans qu'il y sente rien. La sensibilité est complètement abolie à la face et aux deux membres gauches; elle n'est qu'émoussée sur le tronc.

30. — Il marche mieux; est moins roide et tremble moins du côté gauche.

Pour éviter toute simulation de sa part, je fais l'expérience que recommande Niemeyer. Après lui avoir mis la main sur les yeux, je lui applique sur la peau du dos à gauche un morceau de glace. Il ne frissonne pas quand je l'applique dans le dos, mais frissonne quand on l'applique sur la paroi abdominale antérieure.

1er juillet. — Hier au soir, de neuf heures à dix heures, nouvelle attaque avec écume à la bouche; pas un cri, pas de morsure à la langue, mais des convulsions généralisées dont le malade ne garde pas le souvenir.

2. — Il ne sent pas au bras gauche, quand on lui souffle sur la peau; sent très bien le souffle à droite.

La céphalée unilatérale persiste.

Force musculaire. — Il ne peut pas se tenir debout sur le pied gauche, et se tient sur le pied droit; ou même il marche en sautant sur le pied droit, l'autre étant soulevé, et ne peut faire de même sur le gauche. Sa main gauche serre moins que la droite.

Vue. — L'œil droit lit à 60 centimètres des caractères d'imprimerie que le gauche lit à 40 centimètres. L'œil droit distingue un homme d'un bout de la salle à l'autre; le gauche le distingue à 2 mètres de distance; à 3 mètres de distance, il ne voit plus rien.

Couleurs regardées de l'œil gauche : il reconnaît le rouge; bleu, il dit vert; violet, il dit bleu; vert, il dit bleu; blanc, il dit jaune; jaune, il dit blanc.

L'œil droit, au contraire, distingue très bien les couleurs et les appelle par leur nom; il y a donc erreur de la vue et non pas une aberration intellectuelle.

Ouïe. — A gauche, il n'entend pas la montre contre l'oreille; à droite, il l'entend à 3 centimètres de distance.

Le malade se plaint toujours de son épaule gauche. Il marche beaucoup mieux; ne tremble pas du côté droit et bien mieux qu'auparavant du côté gauche. Le tremblement rythmique que nous comparons à la paralysie agitante, persiste, mais affaibli, et augmente à la moindre émotion.

5 juillet. — Il ne sent pas la coloquinte mise sur la pointe de la langue du côté gauche; il la sent à droite.

Examen de la sensibilité cutanée : aux membres, il ne sent pas du tout les pointes du compas de Weber à gauche.

Dans le dos, la graduation est intéressante : à gauche de la ligne médiane, insensibilité absolue; tout près de la ligne, mais à droite de celle-ci, il sent la piqûre, mais ne sent encore qu'une pointe quand on écarte les deux pointes de 15 centimètres. Il sent, au contraire, bien les deux pointes écartées de 5 ou 6 centimètres, si elles sont placées verticalement à 3 où 4 centimètres de la ligne médiane.

La même chose s'observe en avant, sur la paroi abdominale antérieure; à gauche, il ne sent rien; près de la ligne médiane, une seule pointe (quelle que soit la distance des deux pointes); puis il sent bien les deux.

Vue. — Examen ophthalmoscopique (mon excellent ami et collègue, M. de Beurmann, a bien voulu le faire avec moi) : il fut complètement négatif. On ne constate aucune altération ni aucune différence sensible entre les papilles.

Le 5 juillet, nous fîmes la mensuration du champ visuel de chacun des yeux comparativement, le malade étant placé à 91 centimètres du tableau noir.

Nous avons, de plus, mesuré par la méthode de Landolt le champ visuel pour chaque couleur et constaté la dyschromatopsie et la diminution concentrique du champ visuel.

5 juillet. — Il sent à la paroi antérieure de l'abdomen; il sent à la tempe et au front.

Dans le courant du mois de juillet, il a plusieurs attaques. Pendant l'une d'elles, on approche de son nez une compresse imbibée de *chloroforme*. A peine l'a-t-il respiré qu'*il revient à lui*, et l'attaque cesse brusquement; seulement, il divague pendant quelque temps.

La même expérience réussit encore une fois.

Au moment du déménagement de l'Hôtel-Dieu, il quitte notre service.

Il rentre le 7 août dans celui de M. le professeur G. Sée, où il est l'objet d'un examen d'autant plus minutieux que j'avais communiqué à M. le docteur Sevestre mes craintes d'être en présence d'un simulateur. M. le docteur Neumann lui applique des courants d'une violence extrême, et il ne sent rien. M. Sevestre a connu le malade dans son enfance et il avait des attaques, des absences qui n'ont fait qu'augmenter de fréquence avec ses excès de boisson à l'âge de l'adolescence.

Obs. III (personnelle). — *Antécédents : Père fou, mère hystérique. — Un frère mort de convulsions. — Scrofule. — Syphilis. — Incontinence nocturne d'urine; asphyxie symétrique des extrémités. — Fracture de cuisse en 1873. — Alcoolisme et absinthisme. — Hémianesthésie. — Vertiges; absences. — Attaques convulsives.* — H... (Georges), 22 ans, orfèvre, entre à l'Hôtel-Dieu au mois de juin pour la deuxième fois.

H... est un jeune homme intelligent qui a eu de tous temps des accidents et des maladies de toutes sortes.

Dans sa profession, il est rare qu'on ait à manier du plomb, et aucun de ses camarades n'a eu de coliques de plomb.

Ses *antécédents héréditaires* sont importants à noter : son père est mort; dans les deux ou trois derniers mois de son existence, il était fou, et mourut d'une gastralgie (?).

Sa mère, vivante, est très nerveuse, et elle a eu de fréquentes attaques de nerfs. Un de ses frères est mort de convulsions à 11 mois.

Scrofule. — Dans son enfance, outre de nombreux accidents qui se rattachent à la scrofule (angines fréquentes, abcès ganglionnaires cervicaux qui ont laissé des cicatrices saillantes violacées des deux côtés du cou, et surtout une tumeur blanche du genou droit guérie par ankylose); il eut aussi les affections aiguës habituelles à cet âge : croup, scarlatine, rougeole, fièvre typhoïde et un ictère.

Lui-même a toujours été nerveux; il a eu de l'incontinence nocturne d'urine jusqu'à 10, 11 ans. Mais, jusqu'à 18 ans, pas d'accidents convulsifs.

C'est à cet âge, et à la suite d'un accident, qu'ils apparurent. Il y a quatre ans, en effet, un traumatisme grave atteignit encore le membre inférieur droit; ce fut une *fracture de cuisse* avec déplacement considérable. La consolidation fut vicieuse en ce sens que le fragment inférieur continua à faire à la partie externe de la cuisse une saillie anguleuse. Or, c'est *au moment de la convalescence* qu'apparut la *première attaque convulsive*. Il resta ensuite près d'un an sans avoir de nouvelle attaque.

Alcoolisme et absinthisme. — A 19 ans, il se mit à faire des excès de toutes sortes, et en particulier d'absinthe. Gagnant à son métier d'orfèvre de fortes journées, il restait presque tous les mois une semaine complète sans travailler, passant les jours et les nuits dans les plaisirs. Puis il se remettait à travailler et passait la nuit, tandis qu'il était en train, à finir son ouvrage. Enfin, il buvait une vingtaine d'absinthes par semaine. H... n'a jamais eu de pituites; mais il fut obligé de cesser de boire l'absinthe, parce qu'il tremblait. Dès lors, les attaques reparurent à époque irrégulière.

Syphilis. — Il y a deux ans, H... eut à la verge une petite écorchure. L'an dernier, il entra dans le service de M. Vidal pour une éruption qu'on désigna sous le nom de lichen syphilitique; quelque temps après, il avait aussi perdu les cheveux. Enfin, en 1877, il rentra dans le même service avec des phénomènes nerveux d'un autre genre : une asphyxie symétrique des extrémités.

Plus tard, il entre dans le service de M. le professeur Germain Sée, qui, après deux mois de séjour, l'envoya à Vincennes. Et c'est à son retour de l'Asile qu'il entre de nouveau à l'Hôtel-Dieu, salle Saint-Landry, et que nous l'y observons. Déjà, chez M. le professeur Sée, l'hémianesthésie avait été reconnue, et on avait pensé à une tumeur cérébrale.

Depuis 1874, il n'a eu que huit attaques convulsives; la dernière, il y a trois semaines, Mais, depuis neuf à dix mois, les attaques sont devenues plus fréquentes, en même temps qu'un nouveau phénomène apparaissait : l'hémianesthésie.

Attaques. — Il ne les sent point venir ; la preuve, c'est que dernièrement il faillit tomber par une fenêtre, puis il se débat en de violentes convulsions; l'écume lui vient à la bouche. Les quatre membres sont également convulsés; je ne peux pas savoir s'il y a prédominance d'un côté, et si les convulsions débutent par un des membres ou un des côtés plutôt que l'autre. Pas d'incontinence d'urine, ni morsure de la langue. Le malade n'a aucun souvenir de ses attaques.

A ces grandes attaques s'ajoutent des vertiges fréquents et des absences.

Enfin, ce malade a quelquefois des *spasmes* en respirant, ou des *envies pressantes d'avaler* à plusieurs reprises. Mais pas de boule hystérique.

La mémoire est affaiblie, mais l'intelligence bien conservée; il a de fréquentes céphalées des deux côtés de la tête; pas de vomissements.

Hémianesthésie. — Elle est apparue *à la suite d'une de ses attaques* (la sixième). Au début, le malade ne sentait rien; il y avait une insensibilité complète du côté droit, tandis que, aujourd'hui, cette insensibilité est incomplète.

Voici dans quel état nous le trouvâmes lors de notre examen : Etat général bon, malgré des traces nombreuses de scrofule à la surface du corps. Rien de particulier dans l'expression du visage. L'exploration de la sensibilité générale et spéciale donne les résultats suivants :

(Pendant l'exploration au point de vue de l'analgésie, nous avons soin de maintenir fermés les yeux du malade.)

Membres. — Au membre inférieur droit, H... sent à peine une piqûre d'épingle; il sent qu'on le touche avec quelque chose, mais ne sent pas la douleur. Il ne sent pas non plus le chatouillement. L'application d'un verre froid sur la jambe n'éveille aucunement la sensation de froid. La piqûre profonde, enfin, n'est pas sentie. Il y a donc, chez ce malade, *analgésie;* persistance de la sensation de contact (qu'il n'a jamais perdue complètement); enfin, *thermoanesthésie.* Quand on applique le doigt sur la peau du bras droit, le malade sent bien qu'on le touche; mais si on le pince en même temps, il ne sent qu'une chose : le contact. De même, il peut dire qu'il éprouve le contact d'un corps, sans pouvoir répondre s'il est chaud ou froid.

Tronc. — En avant, du côté droit et jusqu'à la ligne médiane, H... ne sent pas le pincement, ni la piqûre, ni le froid, mais il sent partout le contact. De plus, dans la fosse iliaque et le flanc, le pincement et la piqûre provoquent la sensation d'un chatouillement. Le chatouillement est douloureux. Il y a, en un mot, de l'hyperesthésie, bien que la piqûre et l'application d'un corps froid ne soient nullement senties en tant que piqûre ou en tant que froid, mais seulement en tant que contact.

Dans le dos, perte de la sensation de chaleur, de piqûre, de chatouillement. Il sent le contact en général, et encore il ne sent même pas le contact quand on le pique. Il ne s'aperçoit de rien lorsqu'on lui promène rapidement le doigt dans toute la hauteur du dos. Enfin, pour plus de sûreté, je lui applique à l'improviste, sur la peau du dos, un morceau de glace et il ne bouge pas. La même application sur le membre inférieur et les fesses n'est pas non plus sentie.

Cou. — Même anesthésie limitée à la moitié droite. De même pour la face et le cuir chevelu. Et même il ne sent pas toujours le contact simple, et sent seulement qu'on le touche lorsqu'on le pince. Par la piqûre, il ne sent ni le contact ni la douleur. Si on lui applique une cuiller sur la joue du côté droit, il ne sent rien; de l'autre, il sent et dit de plus que c'est froid.

M. Debove, quand le malade était dans le service de clinique, a bien des fois essayé l'effet de la piqûre profonde; on l'a couvert de piqûres et il n'a rien dit, rien senti. Je le pique, moi aussi, et j'enfonce une épingle jusqu'au cubitus, il ne sent rien et la piqûre ne saigne pas.

M. le docteur Neumann l'a électrisé chez M. G. Sée ; il n'a rien senti et la sensibilité n'est pas revenue.

M. Debove a aussi essayé les lames d'or, argent et cuivre. La sensibilité n'a pas non plus reparu.

Muqueuses. — Conjonctive oculaire droite insensible; en touchant la cornée droite avec la tête d'une épingle, il n'y a pas de clignement; mais la sécrétion des larmes est excitée (comme dans les observations de M. Magnan). Conjonctive palpébrale insensible.

Bouche. — Lèvres, palais, langue insensibles sur la moitié droite. C'est surtout au voile du palais et au pharynx que la délimitation est exacte; l'anesthésie s'arrête juste sur la ligne médiane. Si on la dépasse, on provoque immédiatement des envies de vomir.

La pression sur les dents à droite n'est pas sentie; la joue droite est insensible.

Ouïe. — Affaiblie; l'oreille gauche entend jusqu'à 50 centimètres les battements de ma montre et entend encore quelque chose à 70 centimètres. La droite les entend un peu à 3 centimètres, mieux à 2 centimètres, et même il n'entend bien les battements qu'en appliquant et pressant la montre contre le pavillon de l'oreille.

Goût. — Sur la moitié droite de la langue, il ne reconnaît ni le vinaigre, ni la quinine, ni le sucre, ni la coloquinte, toutes substances qu'il reconnaît bien à gauche.

Vue. — L'examen ophthalmoscopique, pratiqué par M. de Beurman, chef de clinique du docteur Abbadie, est absolument négatif.

Examen de la vision le 14 juillet. H... peut lire couramment les caractères du *Petit Journal* avec l'œil droit à 17 centimètres, avec l'œil gauche à 92 centimètres.

Les couleurs bleu, blanc, rose, vert, violet, sont bien reconnues de l'œil droit. Il hésite un peu pour le bleu clair pour lequel il dit violet, puis bleu foncé. Avec l'œil gauche il dit, au contraire, sans hésiter, bleu clair.

Je mesure le champ visuel, le malade étant assis à une distance de 88 centimètres du tableau noir. C'est à la même distance que nous plaçons le malade pour mesurer la diminution concentrique du champ visuel pour chaque couleur. Pour la lumière blanche, le cercle visuel à droite équivaut à une figure ayant pour rayon de 0^m05 à 0^m07 1/2; à gauche, il aurait de 15 à 17 cent. 1/2 de rayon. Dyschromatopsie.

Odorat. — Le malade, à droite, applique sans sourciller sa narine contre un flacon contenant de l'essence de menthe, et un autre contenant de l'essence de valériane.

Motilité. — Il y a faiblesse du membre supérieur droit sans amaigrissement. Le membre inférieur droit a subi de graves lésions : fracture, ankylose ancienne. Aussi l'atrophie musculaire qu'on y observe et qui n'existe nullement au membre supérieur, doit-elle être mise sur le compte de ces lésions multiples anciennes et n'a aucun rapport avec les troubles de sensibilité actuellement observés.

Enfin, le 10 juillet, nous fîmes avec le compas de Weber l'exploration de la sensibilité cutanée. Elle permet de constater d'une façon générale une perfection plus grande des sensations du côté gauche du corps. De plus, à droite, il y a par l'application des pointes du compas la sensation d'un simple contact, tandis qu'à gauche le malade a la sensation de la piqûre.

Obs. IV. (Personnelle, prise sous la direction de M. Magnan.) — *Antécédents : Mère hystérique. — Fille morte de convulsions. — Excès alcooliques. — Pas d'absinthisme. — Pituites. — Vertiges. — Hystéro-épilepsie. — Délire. — Hallucinations. — Hémianesthésie gauche.* — Pet..., ancien marin, 59 ans, entre le 4 juillet à l'asile Sainte-Anne dans le service de M. le docteur Magnan.

P... n'a fait jusqu'en 1868 que des maladies sans importance; pas de scrofule; pas de syphilis. Etant dans les pays chauds, il eut une conjonctivite qui guérit bien. Dès l'âge de 11 ans, il fut marin, et c'est là qu'il prit l'habitude de faire des excès de boisson. Plus tard, il fut comptable, employé chez un huissier, etc. Etant marin, il n'avait, pendant le parcours, que les trois quarts de litre réglementaires. Une fois qu'il eut quitté le service, il but surtout du vin (2, 3, 4 litres) et du rhum (3 petits verres par jour, dont 1 le matin à jeun), sans compter quelquefois le madère; jamais d'absinthe.

Son père est mort, ne laissant que lui d'enfant et n'ayant rien présenté de particulier. Sa mère était nerveuse; elle avait souvent des attaques de nerfs, et mourut en 1873 d'une maladie qui, en tout, dura dix-neuf jours, et pendant laquelle elle aurait été folle et paralysée.

Quant à lui, il eut une fille qui mourut à l'âge d'un mois de convulsions.

C'est en 1867 que commença la maladie pour laquelle il entre aujourd'hui. Déjà alors il eut des absences. En 1868, pour la première fois, il entrait à l'asile porteur d'un certificat de M. le docteur Legrand du Saulle ainsi conçu : « Evanouissements soudains, épilepsie. »

Deuxième entrée, en février 1869, avec un certificat portant ces mots : « Epilepsie, ne conserve pas le souvenir de ses accès. »

Troisième entrée en août 1869. — « Alcoolisme, épilepsie, impulsions. » (Legrand du Saulle.)

Quatrième entrée, 11 mai 1869. — Il reste alors près de trois ans sans accidents, et rentre encore.

Cinquième entrée le 8 avril 1872. — « Epilepsie. » (Docteur A. Ollivier.)

Sixième entrée le 27 décembre 1872.

Septième entrée; certificat du docteur Faure. — « Epilepsie, alcoolisme, asymétrie très marquée de la face, tremblement général des membres et surtout des mains, émission involontaire de l'urine, morsure à la langue, insomnie, vertiges, rêves effrayants. »

Huitième entrée le 21 février 1875. — « Epilepsie, vertiges et attaques convulsives; accès de délire; affaiblissement des facultés intellectuelles et de la mémoire. » (Docteur Bouchereau.)

Neuvième entrée en janvier 1876. — « Epilepsie avec attaques à la suite d'excès alcooliques. » (Docteur Magnan.)

Dixième entrée le 8 novembre 1876. — Epilepsie avec délire consécutif aux accès.

A ces renseignements fournis par le dossier administratif, le malade ajoute ce qui suit :

Depuis deux ou trois ans, il a, tous les matins, la pituite; il vomit même dans la nuit, et en abondance; ces vomissements s'accompagnent de fortes nausées : ils sont précédés d'un mal de tête violent.

Depuis deux ans aussi, il y a des moments où il ne peut rien tenir de la main gauche sans le lâcher et il est devenu faible de la jambe gauche. Enfin, c'est aussi depuis deux ans qu'est apparu un nouveau symptôme : l'hémianalgésie.

Parfois, P... perd ses urines et ses matières.

Le 4 juillet 1877, M. Magnan veut bien examiner le malade devant nous; nous le trouvons dans l'état suivant :

Des deux côtés du corps, la sensibilité est obtuse; mais elle est bien plus affaiblie dans tout le côté gauche du corps.

Membres supérieurs. — En soufflant successivement sur le dos de la main et de l'avant-bras, on constate ceci : à droite, il sent le souffle d'une façon obtuse, excepté sur le dos de la main, où il ne sent rien.

A gauche, il sent plus mal le souffle; il ne sent pas le contact. La sensation de froid subsiste sur l'avant-bras; elle a disparu sur le dos de la main.

A droite, au contraire, il sent l'eau froide sur le dos de la main.

A gauche, il sent le poids des objets, mais n'a pas la perception de simple contact du doigt, par exemple.

Il éloigne bien sa main droite d'un pot à eau contenant de l'eau très chaude; il laisse la main et l'avant-bras gauches en contact avec ce dernier, si bien qu'il se fait à l'avant-bras une brûlure du deuxième degré.

A gauche, on peut traverser de part en part la peau du dos de la main avec une épingle, sans qu'il en souffre et sans qu'il saigne. A l'avant-bras, il sent la douleur. Ces phénomènes sont bien moins nets à droite.

Les mêmes troubles existent aux membres inférieurs. A droite, la sensibilité au contact est conservée à la jambe, émoussée au pied. Mais, à gauche, il sent encore moins qu'à droite lorsqu'on lui souffle sur le dos du pied. La chaleur, des deux côtés, est mal sentie, plus mal à gauche. De même pour la piqûre; elle est moins vivement sentie du côté gauche.

Œil gauche. — Il voit bien les objets et la couleur des objets (rouge, jaune, etc.). Il distingue bien le n° 5 de l'échelle chromométrique de Galezowski.

De l'œil droit, il voit quelques lettres de 1/2 millimètre, tandis qu'à gauche, il ne lit que les caractères de 3/4 de millimètre. Enfin, le champ visuel est bien rétréci du côté gauche.

Odorat. — Avec la narine droite seule, il sent et reconnaît l'eau de fleurs d'oranger, la menthe, le camphre, etc. A gauche, il ne sent rien.

Le goût est encore plus émoussé que l'odorat. A droite, il ne sent pas le sucre, ne sent le sel qu'en rentrant la langue dans la bouche ; ne trouve la teinture d'aloès que légèrement amère, et ne sent pas du tout la teinture de coloquinte. A gauche, il ne sent rien, soit sur la pointe de la langue, soit à la base, après l'avoir rentrée dans la bouche.

Ouïe. — A droite, il entend à 5, 9, quelquefois à 10 et 15 centimètres les battements d'une montre, qu'il n'entend à gauche qu'en appliquant la montre tout à fait contre le pavillon de l'oreille.

Motilité. — P... saute sur la jambe droite, et ne le fait qu'avec difficulté sur la jambe gauche.

Au dynamomètre : Main droite, 40e division; main gauche, 19e division.

La même coïncidence de l'hémianesthésie et des attaques convulsives se retrouve dans les observations suivantes de M. Magnan (1).

OBS. V. (Magnan.) — *Absinthisme.* — *Traumatismes multiples.* — *Attaques convulsives.* — *Hémianesthésie et hémichorée droites.* — M..., 37 ans, camionneur. A 19 ans contracte l'habitude de boire. Blessé à la cuisse, il a eu un orteil gelé. Excès d'absinthe et accidents convulsifs à 21 ans. Pas de syphilis. Il y a cinq ans, il a été pris entre les tampons de 2 wagons de chemin de fer et n'a pû se tenir debout pendant trois mois.

Vertiges. — L'année dernière, hémichorée droite. — En mars, délire alcoolique.

11 mars. — Hémianesthésie droite cutanée et sensorielle; anesthésie pharyngée unilatérale.

11 avril. — Amélioration de l'anesthésie.

OBS. VI. (Magnan.) (2) — *Père ivrogne.* — *Mère tuberculeuse.* — *Anesthésie plus marquée à droite.* — *Attaques convulsives.* — C..., 43 ans, teinturier, né d'une mère tuberculeuse et d'un père ivrogne qui a fait une tentative de pendaison.

Alcoolisme. — Depuis quatre ans, il fait des excès et s'adonne à l'eau-de-vie et à l'absinthe. Bientôt, rêves, cauchemars, pituites, hallucinations (rats, araignées).

3 juin. — Attaque convulsive avec morsure de la langue et évacuations involontaires.

Entre le 7 juin. Terreur, tremblement des membres; délire alcoolique.

12 juin. — Amblyopie, achromatopsie (teinturier). La sensibilité tactile est émoussée. En appliquant les deux pointes du compas sur la face antérieure de la jambe droite suivant l'axe du membre, la distance entre les deux pointes est de 11 centimètres pour que le malade perçoive distinctement le double contact, et si la distance s'abaisse à 9 centimètres, il ne sent plus qu'une seule pointe. A gauche, il sent sur la face antérieure de la jambe deux pointes à la distance de 7 centimètres et une seulement à partir de 6 centimètres.

L'exploration sur la jambe dans le sens transversal, de même que le même examen pratiqué sur les membres supérieurs, donne toujours un excédent de distance du côté droit. L'anesthésie est donc plus marquée à droite.

OBS. VII (3). — *Oncle aliéné.* — *Syphilis.* — *Alcoolisme.* — *Absinthisme.* — *Hallucinations.* — *Tremblement.* — *Convulsions.* — *Hemianesthésie.* — *Hémiplégie gauche.* — G..., 43 ans, menuisier, entre, le 17 février 1872, à l'asile Sainte-Anne pour la quatrième fois.

Antécédents : Son oncle paternel a été aliéné; il est mort à Bicêtre. De 12 à 16 ans, il eut des vertiges et des pertes de connaissance. (Donc, bien avant tout excès alcoolique.)

(1) Magnan : *Alcoolisme,* p. 242.
(2) Magnan : *Loc. cit.*, p. 140.
(3) Magnan : *Loc. cit.*, p. 179.

Alcoolisme et absinthisme. — A 17 ans, il commence les excès de boisson. Mais ce n'est qu'à 22 ans qu'il boit de l'absinthe. Alors son caractère change; il devient sombre, puis il éprouve des vertiges et tombe à plusieurs reprises avec perte de connaissance et morsure de la langue.

Syphilis. — A 25 ans, en 1854, il contracte la syphilis. Dans la même année, il fut pris d'accès de fièvre intermittente. Il continue à boire et éprouve des engourdissements, des vertiges, des attaques.

De 29 à 39 ans, tremblements, visions (chats, chiens). A cette époque, faiblesse des deux jambes qui dure plusieurs mois.

A 41 ans, il entre à Sainte-Anne, offrant les symptômes suivants : hallucinations de la vue, hébétude, frémissements musculaires; anesthésie cutanée des jambes.

En avril 1870, attaques épileptiques. Sorti de l'asile, après un séjour prolongé, il se dédommage de sa longue abstinence en buvant jusqu'à 15 et 20 verres d'absinthe en vingt-quatre heures. Et, le dernier jour, il eut une attaque d'épilepsie; on le trouva pendu par les jambes aux barreaux de l'escalier.

Hallucinations, tremblements des mains; puis, tout se calme un peu et l'on constate alors l'affaiblissement des facultés, la perte de la mémoire, le caractère apathique, indifférent. Lourdeur de tête, bourdonnements d'oreilles, engourdissement des membres.

A plusieurs reprises, fourmillements et engourdissement dans le côté gauche. La sensibilité émoussée sur toute la surface du corps est plus obtuse du côté gauche. Les piqûres d'épingles, le pincement, le chatouillement y sont moins bien perçus que du côté droit. Pas de nouvelle attaque d'épilepsie.

Au commencement de 1873, il est ramené à l'asile. Il paraît avoir été frappé par une attaque d'épilepsie; sa langue est profondément mordue; il n'a aucune conscience de ce qui s'est passé.

Hémiplégie gauche. Au dynamomètre : bras droit, 50e division; bras gauche, 26e.

La sensibilité est affaiblie à gauche; il y sent à peine les piqûres, y apprécie mal la température des corps. Sensation de froid dans tout le côté gauche.

L'acuité de la vision est moindre à gauche; les couleurs moins bien reconnues; l'odorat et le goût sont diminués, sinon abolis à gauche. Les muqueuses buccale et nasale sont anesthésiées à gauche.

Submatité et craquements au sommet du poumon gauche. L'hémiplégie et l'hémianesthésie s'améliorent.

4 novembre 1873. — L'hémiplégie et l'anesthésie gauches sont aggravées. Les piqûres sont à peine senties à gauche. Odorat, goût diminués.

L'oreille gauche n'entend qu'à 15 centimètres, la droite à 60 centimètres, les battements d'une montre.

Engourdissement des membres plus marqué du côté gauche.

L'apoplexie se rencontre dans les cas suivants :

Obs. VIII. (Magnan) (résumée.) — *Excès de boissons; absinthe. — Vertiges. — Apoplexie. — Hémiplégie droite avec aphasie (?); tremblement à droite. — Hémianesthésie cutanée et sensorielle.* — Pierre, 59 ans, adonné aux boissons alcooliques, contracte en Afrique l'habitude de l'absinthe. Bientôt à la pituite, à l'insomnie avec cauchemars, viennent s'ajouter des attaques convulsives avec morsure de la langue, perte de connaissance, évacuations involontaires.

En 1869, attaque apoplectique : il perd subitement connaissance pendant un temps qu'il ne peut préciser; mais, revenu à lui, il est atteint d'hémiplégie droite avec aphasie.

Il entre, le 12 juin, à l'asile Sainte-Anne. Délire alcoolique; tremblement des mains plus marqué à droite; parésie à droite.

Du 14 au 30. — Crampes surtout dans le côté droit; tremblement plus marqué de ce même côté et accompagné de petites secousses irrégulières.

Hémiplégie droite.

Hémianesthésie cutanée incomplète occupant les membres, le tronc, la tête du côté droit. Odorat et goût affaiblis à droite. Il lit de l'œil droit les caractères de 1 centimètre; de l'œil gauche, ceux de 3 millimètres. Dyschromatopsie à droite.

Juillet. — Même état.

Septembre, octobre. — N'entend la montre à droite qu'à 2 centimètres; à gauche, à 30 centimètres.

Novembre, décembre. — L'anesthésie progresse.

Mars, avril, mai 1873. — L'hémiplégie et l'hémianesthésie augmentent. L'exploration avec les courants continus (50 éléments) montre que le courant n'est pas senti à droite.

Août, septembre. — Anesthésie complète du côté droit : le malade se brûle le dos de la main contre la plaque d'un fourneau sans le sentir. Tout le côté droit est plus froid.

Obs. IX. (Sevestre, Soc. méd. des hôp., 1882, p. 275.) — *Hémianesthésie droite. — Apoplexie. — Mutisme. — Excès de boisson.* — L'infirmier de la salle des femmes me consulte pour des douleurs de ventre, douleurs sans grande importance et paraissant dues à une constipation habituelle, lorsqu'au cours de l'examen, et au moment où je lui demandais si la pression sur le ventre était douloureuse, il me dit qu'il était insensible de tout le côté droit. L'examinant alors à ce point de vue, je constatai une anesthésie complète affectant tout le côté *droit* du corps, mais exactement limitée à ce côté. Non seulement les sensations ne sont pas perçues, mais on peut traverser avec une épingle la peau des membres ou du tronc, piquer la peau de la face, sans que le malade accuse la moindre douleur, ou même sans qu'il paraisse s'en apercevoir. La conjonctive, la muqueuse nasale, la muqueuse buccale du même côté sont aussi insensibles, et la sensibilité spéciale paraît également abolie. Cet homme ne distingue pas la saveur des substances amères ou sucrées appliquées sur le côté droit de la langue, et il ne paraît guère impressionné non plus par les émanations d'un flacon d'ammoniaque placé sous la narine droite.

Le malade distingue les couleurs, mais ne répond que lentement et avec une certaine hésitation. Il faut tenir compte, je crois, jusqu'à un certain point, de ces hésitations qui pourraient être un indice de simulation. Je dois ajouter que la compression du testicule droit, même exercée avec une certaine violence, ne paraît pas déterminer de douleur et est bien supportée. La sensibilité de la peau de la verge et du scrotum est obtuse, mais non entièrement abolie. En somme, il existe chez cet homme une *hémi-*

anesthésie assez bien caractérisée, sauf pour ce qui concerne l'œil; cette hémianesthésie aurait débuté, en 1880, d'une façon presque subite, et après avoir été précédée pendant quelques heures de tiraillements dans le bras.

L'interrogatoire du malade révèle encore une autre circonstance en 1880, trois mois environ après le début de l'hémianesthésie : un matin, en s'éveillant, il *tomba à terre sans perdre connaissance,* mais resta quarante-huit heures *sans pouvoir parler.* A la suite de cet accident, il entra dans le service de M. Laboulbène, où il fut traité par le bromure de potassium et l'électricité.....

Il convient de noter aussi des excès alcooliques habituels et répétés pendant plusieurs années, au moment où cet homme était soldat; il ne fait nulle difficulté d'avouer qu'il buvait de l'eau-de-vie en assez grande quantité, généralement un quart de litre chaque matin.

Tout récemment, M. Charcot (1) a signalé le mutisme dans l'hystérie alcoolique; l'observation de M. Sevestre en était déjà un exemple.

Obs. X. (Charcot.) — *Mère hystérique; oncle ataxique.* — *Convulsions dans l'enfance.* — *Excès de boisson.* — *Attaques convulsives.* — *Hémiplégie droite.* — *Mutisme.* — *Tremblement à droite.* — *Contracture.* — *Hémianesthésie.* — Che..., 33 ans, en traitement dans le service depuis un an.

Antécédents héréditaires. — Père violent, joueur; la mère aurait eu des attaques convulsives avec crises de suffocation. Elle « cassait tout dans ses attaques ».

Un oncle paternel vraisemblablement ataxique (il avait des accès de douleurs vives; lançait ses jambes en marchant).

Antécédents personnels. — Le malade lui-même aurait eu des convulsions dans son enfance.

A 17 ans, pendant la guerre, il s'est engagé et a été fait prisonnier. Il a passé quelques mois dans les ambulances allemandes, et c'est là qu'il s'est mis à boire de l'eau-de-vie. Infirmier ensuite au Val-de-Grâce et au Gros-Caillou, il a continué à s'adonner aux boissons alcooliques. Depuis quatre à cinq ans, il a été garçon d'amphithéâtre à Rouen et aux Quatre-Mares, et il est arrivé à prendre, par semaine, cinq litres d'eau-de-vie ou d'alcool. En conséquence, des accidents d'alcoolisme se sont montrés, consistant en tremblement des mains, cauchemars où le malade revoit des épisodes de la campagne, frayeurs, crampes douloureuses, etc.

Il y a deux ans environ, quinze jours après un incendie dont il avait été témoin, il eut une première attaque convulsive pendant laquelle il tomba de son lit, et qui fut suivie d'hémiplégie droite. Bientôt après, nouvelle attaque; l'hémiplégie disparaît; mais il survient du *mutisme.* Le malade dit ne pas avoir le souvenir de ses premières attaques, mais, depuis, il a eu fréquemment des attaques régulières, avec aura partant de l'aine droite, céphalalgie, constriction du cou; convulsions toniques, puis mouvements de salutation, arc de cercle; enfin, des attitudes passionnelles avec délire et hallucinations (toujours relatives à divers épisodes de la guerre).

(1) Charcot : *Bulletin médical,* 25 mai 1887.

Ces attaques durent à peu près une heure et demie. Le malade en a eu, par mois, jusqu'à 19, et maintenant il en a de 8 à 10. Le malade présente, de plus, du tremblement prédominant du côté droit et ayant les caractères du tremblement hystérique; il présente les caractères de la diathèse de contracture (contracture provoquée). Enfin, il existe chez lui une hémianesthésie droite sensitivo-sensorielle avec rétrécissement très prononcé du champ visuel. Cette hémianesthésie est complète et très profonde, il y a abolition de la sensibilité superficielle et de la sensibilité profonde, et il y a perte absolue du sens musculaire.

Je ne fais que mentionner les observations suivantes, où l'hémianesthésie est indiquée sans que rien autre permette de conclure à l'hystérie.

Obs. XI et XII (Lancereaux) (1). — M. Lancereaux nous a raconté qu'il avait eu l'occasion d'observer deux individus qui, à la suite d'attaques épileptiques, avaient présenté pendant quelques jours de l'insensibilité de tout un côté du corps. C'étaient des buveurs d'absinthe.

Obs. XIII (résumée) (2). — *Alcoolisme. — Hémiplégie et hémianesthésie gauches. — Vertiges.* — (Il s'agit d'une femme, couturière.)

Obs. XIV (résumée) (3). — *Alcoolisme. — Hémiplégie gauche et hémianesthésie cutanée et sensorielle. — Amélioration.*

Obs. XV (résumée) (4). — X..., 50 ans, alcoolique. Hémianesthésie gauche, ignorée complètement du malade, guérie par l'application d'une pile composée de deux éléments Trouvé. Apparition d'une sciatique.

Discussion des faits. — Les sujets dont nous venons d'indiquer l'histoire, sont-ils alcooliques? sont-ils hystériques?

Pour répondre à ces questions, nous pouvons nous appuyer sur des preuves positives et une preuve négative.

Qu'ils soient alcooliques, impossible de le nier. La plupart avouent leurs excès de boissons; ils ont des pituites, des rêves caractéristiques, des hallucinations, du délire.

L'hystérie pourrait presque être affirmée en s'appuyant sur les caractères seuls de l'hémianesthésie sensitive et sensorielle.

M. le professeur Charcot (5) et récemment MM. Debove et Achard (6)

(1) Lancereaux, cité par M. Juif, thèse de Paris, 1875.

(2) Magnan, p. 247.

(3) Magnan, p. 250.

(4) Debove : Soc. méd. des hôp., p. 49, 1879.

(5) Charcot : Leçons *Sur les maladies du système nerveux*, t. Ier, p. 300, 1876.

(6) Ch. Achard : *Apoplexie hystérique* (*Arch. gén. de méd.*, janvier-février 1887), et *Bulletin médical*, 3 août 1887.

ont bien insisté sur la valeur séméiologique de ce syndrome qui « porte vraiment la marque de la névrose ». D'après eux, en effet, « l'hémianesthésie cérébrale doit toujours, et avant tout, faire songer à l'hystérie ».

Cela est encore plus nécessaire si, comme dans quelques-unes de nos observations, l'hémianesthésie apparaît après une attaque apoplectique. Mais, ce qui lève tous les doutes (malheureusement l'expérience n'a pas été faite dans tous les cas), c'est la disparition de l'hémianesthésie sous l'influence des courants électriques (obs. I et XV) (1). Ajoutons à cela l'état moral (2) des sujets, leur caractère bizarre qui cadre bien avec celui des hystériques; enfin, et surtout, les attaques convulsives qui ne sont pas celles de l'épilepsie. Elles ont quelque chose d'anormal, d'illogique, d'extraordinaire, comme celles de l'hystérie, se produisent la nuit comme le jour. (L'apparition des accès le jour, leur absence la nuit, étaient regardées par le regretté Lasègue comme propres à l'épilepsie vraie.) Dans quelques observations, la description rappelle tout à fait celle des attaques hystériques avec les mouvements de bassin, le clownisme des hystéro-épileptiques (obs. II). Dans un cas (obs. II), le chloroforme fit cesser l'attaque convulsive.

Ces arguments, qui paraissent aujourd'hui péremptoires, eussent bien étonné les cliniciens il y a quelques années. Et ces observations restaient à l'état de problème insoluble. Tantôt on admettait l'épilepsie anormale ou tardive, tantôt on pensait à une tumeur cérébrale. Ces diagnostics ne satisfaisaient pas complètement l'esprit. Ils étaient alors les seuls possibles. Maintenant que des faits analogues ont été bien étudiés et bien classés, on pourrait se demander comment, *en dehors de l'hystérie*, il serait possible d'interpréter ces faits si obscurs naguère, si simples actuellement. Cette névrose *protéiforme* permet seule de concilier les contradictions apparentes de ces observations.

SYMPTÔMES. — Si nous résumons les symptômes hystériques indiqués dans les observations, nous trouvons les suivants :

L'hémianesthésie (15 observations).
L'apoplexie. (Obs. VIII et IX.)
Les vertiges. (Obs. III, IV, VIII et XIII.)

(1) Voir Debove : *Note sur l'hémiplégie saturnine et son traitement par l'application d'un aimant* (Soc. méd. des hôpitaux, 24 janvier 1879). — Dumontpallier : Soc. méd. des hôp., 1879, p. 42, et soc. de biologie (*passim*). — Dujardin-Beaumetz et Abadie : Soc. méd. des hôp., 1879. — Gingeot : Soc. méd. des hôp., 1883.

(2) Huchard : *Union médicale*, 1883.

Les attaques hystéro-épileptiques. (Obs. I, II, III, IV, V, VI, VII, X, XI et XII.)

Les contractures circonscrites. (Obs. II et X.)

L'hémichorée ou mieux un tremblement choréiforme unilatéral. (Obs. II, V, VIII, X.)

Le mutisme (qui accompagne seulement l'hémiplégie droite). (Obs. VIII, IX et X.)

L'hystérie alcoolique présente, en un mot, la même symptomatologie que les autres hystéries toxiques (mercurielle et saturnine) (1).

Pathogénie. — La pathogénie est-elle absolument identique? Charcot fait intervenir l'*alcoolisme* à titre de cause occasionnelle et non à titre de cause efficiente. D'après lui, l'alcoolisme ne crée pas une hystérie, elle l'aide seulement à se produire chez un malade prédisposé. C'est aussi l'opinion d'Achard (2) : « Au sujet de l'alcoolisme, nous avons fait les plus grandes réserves et nous n'avons accepté pour l'intoxication comme suffisamment établi que le rôle de cause adjuvante dans le développement des manifestations hystériques. »

Le rôle de l'alcoolisme serait dès lors comparable à celui que mon éminent maître, M. Potain (3) attribue à la syphilis : « Le sujet est hystérique de par lui-même, ainsi que son enfance nous le révèle. Il est hystérique de par hérédité ou mieux de par sa famille. La vérole a donné le branle-bas aux troubles nerveux. »

On ne peut s'empêcher de trouver bien complexe la pathogénie de l'hystérie alcoolique : au premier rang figure l'*hérédité*; elle est signalée sept fois sur quinze. Quoi d'étonnant? M. Féré (4) n'a-t-il pas montré que l'alcoolisme s'observe surtout chez les *alcoolisables?* L'hérédité prépare le terrain à l'alcoolisme; ce dernier, à son tour, crée des conditions favorables à l'éclosion de l'hystérie.

Le *traumatisme* intervient-il pour une part? On peut se le demander dans 4 de nos observations où sont signalées des brûlures (obs. I), une fracture du tibia (obs. II), une fracture de cuisse (obs. III et obs. V).

La *syphilis* est signalée deux fois (obs. III, VII).

(1) Consulter : Brissaud : *Des paralysies toxiques.* (Thèse d'agrégation, 1886.) — Lancereaux : *Leçons sur les paralysies toxiques.* (*Union médicale,* 1885.) — Œttinger : *Des paralysies alcooliques.* (Thèse de Paris, 1885.) — Magnan : *De l'alcoolisme.* (1874, p. 215 et suivantes.)

(2) Achard : *Bulletin médical,* 1887.

(3) Potain : *Gazette des hôpitaux,* 14 avril et 28 avril 1887.

(4) Féré : *Note sur les alcoolisables* (Soc. méd. des hôp., 1885, p. 293.)

La *scrofule* et les antécédents tuberculeux sont loin d'être rares chez les hystéro-alcooliques.

La conclusion qui s'impose à nous après cette énumération est que l'hystérie alcoolique n'est pas créée d'emblée par l'alcoolisme, elle est, au moins souvent, un aboutissant de tares multiples, de conditions dépressives et débilitantes variées, héréditaires ou acquises.

Au point de vue pathogénique, l'hystérie alcoolique paraît donc moins simple, *moins pure* que les hystéries mercurielle ou saturnine.

Est-ce à dire que jamais l'hystérie alcoolique ne naîtra spontanément chez un sujet indemne de toute tare et de toute prédisposition héréditaire? Je n'oserais pas aller aussi loin, sinon pour l'alcoolisme, au moins pour l'absinthisme.

On connaît les belles expériences de M. Magnan sur l'épilepsie absinthique. D'après ce savant médecin, chez l'homme, l'absinthisme produirait une variété d'épilepsie symptomatique. Avec la notion nouvelle des hystéries toxiques, n'y aurait-il pas lieu de reviser ces faits qui pourraient bien rentrer dans le cadre de l'hystérie. Il semble, en effet, que, si l'alcoolisme paraît plutôt provoquer l'hystérie chez un sujet prédisposé, l'absinthisme peut à lui seul, comme le traumatisme (1), le mercure, le plomb, créer d'emblée une variété d'hystérie.

D'après Magnan et Laborde, « M. Lancereaux (2) a rapporté quatre cas dans lesquels des buveurs d'absinthe avaient présenté des accidents hystériformes plutôt qu'épileptiformes ». Cette remarque vient à l'appui de l'opinion que nous avançons.

Peut-être certaines liqueurs imprimeraient-elles à l'hystérie toxique une forme particulière : au premier rang, l'absinthe, qui donne lieu à des attaques épileptiformes ou hystéro-épileptiformes, puis le furfurol (3), l'aldéhyde salicylique (4), le salicylate de méthyle (5), qui, chez l'animal, produisent des attaques épileptiques et qui pourraient avoir, chez l'homme, une action semblable à celle de l'absinthe. Ainsi se trouverait élargi, mais précisé, le domaine de l'hystérie absintho-alcoolique.

Conclusions. — La notion des hystéries toxiques, dont le mérite appar-

(1) Debove : *Hystérie traumatique.* (Soc. méd. des hôpitaux, 1887, 14 octobre.) — Féréol : Soc. méd. des hôp. (*Passim.*)

(2) Lancereaux cité par : Laborde et Magnan : *De la toxicité des alcools dits supérieurs et des bouquets artificiels.* (*Revue d'hygiène,* 20 août 1887, p. 644.)

(3) *Ibid.*, p. 633, et Lépine. (Soc. de biologie, 1878, 2 juillet.)

(4) *Ibid.*, p. 645.

(5) *Ibid.*, p. 648.

tient tout entier à M. Debove, permet déjà de grouper et d'éclairer des faits dont la pathogénie restait obscure.

Dès aujourd'hui, les hystéries saturnine, mercurielle, alcoolique sont établies sur des faits en nombre suffisant et des preuves qui paraissent irréfragables.

Faut-il, à côté des intoxications, faire une place, dans l'histoire des hystéries secondaires ou symptomatiques, à des phénomènes hystériformes nés dans le cours de certaines *auto-intoxications?* Je crois qu'il est permis de se demander si certains faits de *paralysies urémiques* ne seraient pas justiciables de cette interprétation. Peut-être faut-il, à l'aide de cette notion des hystéries toxiques, reviser ces faits publiés sous le titre d'accidents urémiques? Cela me paraît vrai pour l'observation de MM. Chantemesse et Tenneson (1), où il s'agit d'une blanchisseuse de 31 ans qui présente, en même temps que l'hémiplégie, de l'hémianesthésie et des névralgies fugaces. Les autres observations contenues dans les mémoires de MM. Raymond (2), Chantemesse et Tenneson sont relatives à des sujets âgés, et même très âgés (63, 74, 77, 85 ans). Est-ce là une raison absolue pour rejeter l'hystérie? Je ne le crois pas. Les faits que j'ai pu observer dans les services de mes maîtres, MM. Gingeot (3) et A. Robin, me font penser que l'*hystérie sénile* n'est pas aussi rare qu'on l'a dit. Mais ce qui m'a paru remarquable, c'est que, dans cinq de leurs observations, l'hémianesthésie est signalée, cette hémianesthésie qui, suivant M. le professeur Charcot, MM. Debove et Achard, est si souvent le stigmate de l'hystérie (4).

Et les autopsies ne rendent pas compte des symptômes observés pendant la vie (5).

(1) Chantemesse et Tenneson : *De l'hémiplégie et de l'épilepsie partielle urémiques.* (*Rev. de médecine*, n° 11, 1885.)

(2) Raymond : *Sur la pathogénie de certains accidents paralytiques observés chez les vieillards, leurs rapports probables avec l'urémie.* (*Rev. de médecine*, n° 9, 1885.)

(3) Voir Ferd. Dreyfous : *De l'exagération du réflexe rotulien chez les glycosuriques.* (*Rev. de médecine*, n° 12, 1886.)

(4) Il est curieux de retrouver, dans le remarquable mémoire de Raymond (page 723), cette discussion qui vient bien à l'appui de notre thèse : « Faut-il voir une simple coïncidence entre une lésion rénale et un trouble nerveux dont on renonce alors à définir la nature? Ce n'est pas une solution, car ce serait dire qu'il peut y avoir des hémiplégies sans substratum anatomique, ce qui n'est vrai que *dans le cas d'hystérie.* Or, l'hystérie existe chez le vieillard; mais, etc. » Il nous semble que les notions actuelles sur l'hystérie fruste et les hystéries toxiques permettent de discuter encore bien plus sérieusement l'hypothèse de l'hystérie dans deux observations de M. Raymond.

(5) Dreyfus Brisac : *Des accidents cérébraux localisés dans les affections rénales.* (*Gaz. hebd. de méd. et de chirurgie*, 7 octobre 1887.)

Si l'hypothèse que nous formulons est exacte, il y aurait lieu, pour les accidents nerveux de l'urémie, de faire une distinction parallèle à celle qui a été bien établie par MM. Charcot, Potain, Letulle pour le saturnisme. A côté de l'encéphalopathie saturnine, il faut aujourd'hui ranger l'hystérie saturnine ; à côté de l'encéphalopathie urémique, n'y aurait-il pas *une hystérie urémique?*

Il faudrait, au même point de vue, reviser les *accidents nerveux du diabète* (1). L'hémianesthésie est rare dans les faits publiés. Mais les paralysies passagères et mobiles, les apoplexies, etc., survenues dans le cours du diabète pourraient en partie relever de l'hystérie. C'est une question à réserver.

Nous avons seulement voulu faire voir quel parti l'on peut, dès aujourd'hui, tirer de cette notion des hystéries toxiques dont l'histoire toute récente semble devoir s'enrichir presque chaque jour d'un chapitre nouveau.

(1) Voir Ferdinand Dreyfous : Thèse pour le concours d'agrégation, 1883.

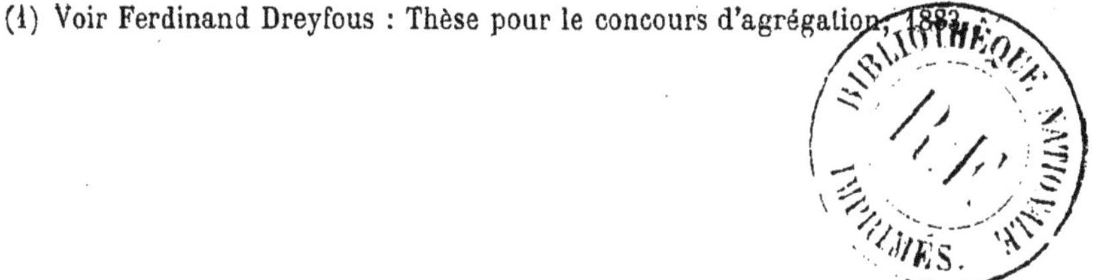

Paris. — Imprimerie ALCAN-LÉVY, 24, rue Chauchat.

A. DELAHAYE ET É. LECROSNIER, ÉDITEURS

Paris. — Imprimerie Alcan-Lévy.

www.ingramcontent.com/pod-product-compliance
Ingram Content Group UK Ltd.
Pitfield, Milton Keynes, MK11 3LW, UK
UKHW020224200726
13856UKWH00004B/1594

9 782011 907523